MÉMOIRE

SUR

LES FIÈVRES INTERMITTENTES

AVEC QUELQUES MOTS SUR L'ÉTIOLOGIE
DES TYPHUS ÉPIDÉMIQUES,

Par J. FLEURY,

Chevalier de la Légion-d'Honneur. — Docteur en Médecine.
— Chirurgien de 1ʳᵉ classe de la marine. — Membre correspondant des Académies de médecine et de Chirurgie de
Madrid et de Cadix. — Correspondant de la Société Royale de médecine de Marseille. —
De la Société de Médecine et de Chirurgie pratique de Montpellier. — De
la Société Royale de Médecine d'Athènes. — De la
Société médicale
de Malte, etc.

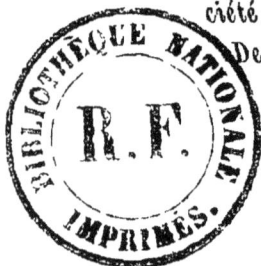

1ʳᵉ partie.

TOULON,
Imprimerie veuve BAUME, rue de l'Arsenal, 17.

1847.

A mon vieil ami, le professeur Léonard, Chevalier de la légion d'honneur, 2me Pharmacien en chef de la marine au port de Toulon, membre de plusieurs Sociétés savantes.

J.FLEURY.

MÉMOIRE

SUR

LES FIÈVRES INTERMITTENTES

AVEC QUELQUES MOTS, SUR L'ÉTIOLOGIE

DES TYPHUS ÉPIDÉMIQUES.

Par le docteur J. FLEURY.

1ʳᵉ PARTIE.

Manifestation d'une série d'intoxications le plus ordinairement palustres, les fièvres intermittentes ont pour caractère trois stades de rigueur : *frisson, chaleur* et *sueur* ; la succession régulière et nécessaire de ces trois stades, constitue la maladie *totius substantiæ*, ou fonction pathologique générale et synergique dite ; pasoxysme ou accès de fièvre intermittente.

Cette maladie, ordinairement jugée en quelques heures, est cependant tout aussi complète que les fièvres continues *cum materia*, qui mettent (usant du langage consacré de nos anciens maîtres), un ou plusieurs septenaires à parcourir leurs périodes ou phases obligées.... principe et fin, stimulus et but sont les mèmes, et la durée d'un travail élabo-

rateur pathologique, comme physiologique quelconque, ne
saurait, en aucune façon, justifier la division radicale main-
tenue, *quand même*, en fièvres continues et intermittentes.

Tout le monde médical admet, de nos jours, qu'un
miasme absorbé est la cause positive des fièvres; et nos
convictions à cet égard, basées sur l'étude et une longue observation bien réfléchie, sont intuitivement partagées par
le vulgaire. — Mais qu'est-ce qu'un miasme? Quelle est sa
source et sa nature ? Par quelles voies s'introduit-il dans
l'économie vivante? Quels sont ses effets une fois introduit ?
Que devient-il enfin ?

Miasme. — Souillure, c'est la désignation convention-
nelle des émanations qui s'élèvent de la terre, pour se ré-
pandre dans l'athmosphère et souiller, non cette athmosphère
elle-même, mais bien l'humidité qu'elle renferme constam-
ment; ces émanations d'abord gazeuses et presque inno-
centes, puis concentrées, liquéfiées et toxiques, respirées
avec le *pabulum vitæ*, d'une part, et d'une autre absorbées
par nos surfaces de relation, déterminent les manifestations
qui font le sujet de nos méditations actuelles.

Mais l'athmosphère seule, c'est-à-dire sans le concours des
miasmes ou exhalaisons méphitiques terrestres, ne pour-
rait-elle pas éprouver, dans sa composition élémentaire,
dans certaines limites du globe, à des époques diverses suivant les lieux, des modifications accidentelles imprévues ? et
tous les fléaux épidémiques et épizootiques qui ravagent le

monde, n'en seraient-ils pas l'effet, alors surtout que les émanations terrestres végéto-animales se mettent de la partie? Pendant quelque temps nous avons vu le climat des bords du Gange, avec sa constitution médicale épidémique et accidentelle, se former, comme un ouragan dévastateur et joncher notre terre de débris humains ; tel nous l'avions observé à Calcutta (juillet 1829), tel nous le combattions à Brest en 1832. Avant de se fixer dans les parages, où elle semble réléguée aujourd'hui, la peste exerçait en Europe les mêmes ravages qu'elle produit encore maintenant au Caire, à Alexandrie, Constantinople (1). Viennent le climat accidentel et la constitution médicale épidémiques de ces contrées ou des Antilles et nous aurons les typhus d'Orient ou d'Amérique ! .. Nos propres constitutions médicales si variées « rapport existant entre la constitution athmosphérique et les maladies régnantes » sont-elles autre chose qu'une modification accidentelle de notre athmosphère?

L'hygiène, branche si précieuse de l'art que nous professons, tarit les sources terrestres d'où jaillissent le poison ; ou bien décomposant les miasmes toxiques, elle les neutra-

---

(1). L'histoire montre en effet, qu'à partir du deuxième siècle de notre ère et pendant mille ans, la peste a régné presqu'épidémiquement dans le centre de l'Europe, et que la France et l'Angleterre la voyaient aussi souvent que de nos jours on la voit sur la côte de Syrie.

lise, et la cause athmosphérique, abandonnée à ses propres forces, est moins intense, plus supportable, plus promptement épuisée, moins l'éthifère.

Frappée dans l'ombre, la vie qui anime chacune de nos molécules et tout notre être matériel, en ressent les coups trop souvent mortels ; plus sensible que nos meilleurs instruments de physique et de chimie, l'homme, par les maux qu'il en ressent, nous en fournit de surabondants témoignages. Disons donc que l'hygiène si puissante sur terre, n'a rien à faire dans une athmosphère immense devenue toxique, on ne sait ni comment ni pourquoi: elle se filtre dans nos veines, pendant le travail où le repos, le sommeil ou la veille ; les maux qu'elle détermine nous ré vèlent son existence, *et Dieu seul en sait la nnture !* Après examen bien réfléchi de la marche des épidémies, de leurs circonscriptions, de leurs oscillations, de leur origine et de leur fin, sans que rien indique le plus minime changement dans l'athmosphère que nous respirons ni avant, ni pendant, ni après, ne serait-on pas tenté de croire qu'un simple arrangement anormal, temporaire et accidentel de ses molécules intégrantes et constituantes, ne fût la cause des effets désastreux dont il est question (typhus en général)? Ces molécules rentrent-elles dans leur ordre naturel, un instant dérangé? Toute perturbation athmosphérique a-t-elle disparu? Les malades se rétablissent, la mortalité diminue et tout marche comme auparavant.

On nous pardonnera cette digression, en ce qu'elle donne,

par anticipation, la mesure de nos dogmes, sur l'importation et la contagion des typhus épidémiques, et que d'ailleurs elle se rattache à notre sujet sous plusieurs rapports.

C'est pendant l'été dans nos climats et la saison chaude partout, que les contrées marécageuses troublent la pureté de notre air athmosphérique par les miasmes diurnes qu'elles exhalent : les boues, les terrains abreuvés d'eaux saumâtres stagnantes, saturées de ditritus végétaux et animaux en putréfaction sont vaporisées en quantités immenses pendant le jour; plus légère que les couches inférieures de l'air, elles montent rapidement jusqu'à des hauteurs aussi raréfiées qu'elles-mêmes, pour y osciller quelques instants ; ce dégagement de vapeurs infectes dure jusqu'à ce que le soleil, à notre horizon, disparaisse, éclaire et vivifie un autre hémisphère.

La nuit est faite, la terre ne rayonne plus, le niveau de la température s'est rétabli partout; l'air est plus frais, les miasmes, ou pour mieux dire les gaz qui les contiennent, se rapprochent, descendent de l'immensité de leurs hauteurs, se condensent et retombent vers la terre; alors en contact avec nos organes de relation, les bouches absorbantes s'en emparent, les mêlent à nos humeurs par un courant *non continu*, et bientôt nous en subissons les conséquentes pathotiques.

On sait que la vitesse avec laquelle s'élèvent les gaz toxiques est telle, que nous pouvons en plein jour tra-

verser des marécages immenses où la vaporisation mé-
phitique est en pleine activité , sans en ressentir les
effets délétères , ce que l'on ne saurait faire impuné-
ment la nuit ; aussi le sommeil nocturne et sans abri ,
dans ces lieux insalubres , est-il réputé mortel par tous
les peuples civilisés ou non , qui ont le malheur d'ha-
biter forcément ces contrées insalubres : tant cet état
de repos est favorable aux absorptions de tout genre ;
et chaque nuit le ciel semble renvoyer à la terre le
poison qu'elle lui expédie le jour ! On serait dans une
grave erreur , si l'on croyait qu'en demeurant dans une
habitation confortable , élevée et bien aérée , comme on
dit , on soit absolument à l'abri des manifestations toxiques dont il est question , pour peu qu'elle soit sise au
milieu ou sous le vent d'un marais ; si cette erreur
n'était démontrée par le plus simple raisonnement, l'hôpital
Sainte-Marie de Madagascar , et une foule d'autres bévues
hygiéniques qui se font autour de nous et malgré nous,
le prouveraient surabondamment.

Par l'absorption , le miasme a pénétré en nous ; de
même que nos humeurs , toutes les molécules organiques que le sang arrose et incite en sont empreintes ,
le poison circule dans tout notre être ; encore à l'état
latent , l'économie n'en éprouve aucun trouble sensible ,
mais chaque jour répandant dans l'air de nouvelles quantités de gaz toxique , et chaque nuit les ramenant conden-
sés , au contact de nos organes de relation , l'économie

s'en charge peu-à-peu , s'en sature et dès lors à lieu ,
la première *manifestation toxique*, toujours précédée
de ces malaises généraux qui ne sont ni l'état hygide ,
ni l'état morbide de l'homme.

Dans toute région salubre ou insalubre , la popula-
tion se compose d'indigènes et d'étrangers ; parmi ceux-ci ,
les uns acclimatés , rentrent nécessairement dans la ca-
tégorie des indigènes ; les autres semblent réfractaires
au poison qu'ils absorbent et élaborent sans s'en douter. Enfin le plus grand nombre , dans un temps variable , de 24 heures à un mois et plus , saturés peu-
à-peu , du miasme toxique , nous en offrent les manifestations morbides plus ou moins tardives.

Les malades sont toujours empreints, à divers degrès, de
la constitution médicale régnante, constitution dont l'étude
est trop négligée de nos jours , en égard à son importance ;
tous , sans même en excepter ceux qui se portent le
mieux, ont un teint jaune paille , flétri ; une phisiono-
mie , une allure spéciales qui protestent contre leur vigueur et leur santé également languissantes ; un long
séjour au sein d'une athmosphère pure , une existence
confortable, sont nécessaires à ces hommes , pour refaire
leur constitution détériorée. A l'appui de nos observations , nous pourrions citer des faits par milliers.

Les indigènes créés et mis au monde au sein d'une
athmosphère toujours souillée des mêmes émanations ,
dont la quantité seule varie , suivant l'époque de l'année ,

s'y sont tellement habitués, qu'elle est normale pour eux, leur organisme ne connaissant rien de plus pur, semble n'en éprouver aucune gêne, sauf les cas où la quantité des émanations est excessive, ou bien encore alors que des malheureux s'oublient jusqu'à s'endormir, comme on dit, à la belle étoile ; souvent alors ils s'éveillent empoisonnés !

L'influence de l'habitude bien appréciée alors qu'il s'agit d'élaborer les poisons pris à dose graduelle et quotidienne, nous donne la raison de l'acclimatement ; les nouveaux débarqués, réfractaires à l'intoxication miasmatique, quoique passant la plus grande partie de leurs jours et de leurs nuits à prodiguer leurs soins généreux aux malades, ont ils rien de plus extraordinaire que ceux que nous voyons à chaque instant, réfractaires aux virus varioleux ou vaccin, à la syphili comme à la gale, etc. etc. ? Ces invulnérables absorbent le poison comme tous les êtres vivant dans la sphère d'activité palustre, mais avec cette différence que l'élaboration et l'élimination nécessaires, s'en font à mesure, ou bien encore que le miasme introduit dans nos fluides, les trouve dans un état spécial qui les neutralise, tandis que les autres moins heureusement constitués, absorbent beaucoup, élaborent et éliminent peu ou point ; et tôt ou tard, leur économie saturée, donne des manifestations toxiques.

Ici comme partout, nous prenons en haute considération

l'âge, sexe, tempérament, idio-syntrase, état de santé ou de convalescence, enfin tout ce qui se rattache aux moyens ou règles de l'hygiène individuelle et générale dont la puissante influence sur l'homme, est parfaitement reconnue et appréciée.

Les sources impures du miasme toxique palustre, l'ascension diurne, gazeuse et presque innocente de ce miasme, sa chute nocturne et dangereuse, alors qu'il est condensé, liquéfié, nous étant bien connues de même que ses voies d'introduction et ses effets toxiques, alors qu'il circule dans nos fluides, en quantité suffisante, nous devons à la vérité de confesser que l'élaboration et l'élimination pathologiques nous en sont inconnues dans leurs moyens organiques et vitaux, et qu'il en est de cela comme de toute fonction phisiologique ou de tout médicament actif administré dans diverses circonstances morbides : nous en savons le commencement et la fin !...

Après avoir apprécié la puissance des moyens hygiéniques pour éteindre les sources terrestres, impures qui exhalent les miasmes, dans certaines limites ou pour les décomposer et les annihiler; nous déclarons que l'impuissance de l'intelligence et de l'activité humaines nous paraissaient flagrantes alors que la source toxique venant d'en haut, tient à un état particulier et accidentel, à une véritable perturbation athmosphérique sous laquelle naissent : la peste, la fièvre jaune, le choléra épidémique Nous ne saurions nier cependant qu'il serait très important pour la science de

connaître la nature de ces poisons; mais thérapeutique-
ment parlant, en serions-nous beaucoup plus avancés? Ce
serait au moins une question à débattre. Pour ce qui est du
siége, nous savons déjà qu'il ne peut-être ailleurs que partout. Enfin nous chercherions en vain dans le cadre nosolo-
gique, une maladie mieux étudiée, plus intimement connue
que les fièvres dites intermittentes, envisagées sous tous les
côtés possibles.

Les miasmes qui déterminent les intoxications palustres
proviennent donc bien, comme nous l'avons dit, principale-
ment des végétaux en putréfaction, mais le mélange, la
combinaison de ces miasmes avec les émanations animales,
ajoutent, aux effets toxiques un degré de malignité que nous
avons plusieurs fois constaté, entr'autres avec nos collègues,
les docteurs Calvé, dont nous aimons à évoquer ici le té-
moignage (1) ; ainsi Richardtoll, espèce de ferme fortifiée,
parfaitement isolée, située sur les bords du fleuve du Sénégal, rive gauche, à 170 ou 175 milles de Saint-Louis, offrait à notre observation des intoxications intermittentes
franches, ténaces et généralement bénignes; tandis que
Daganna, situé sur la même rive, 15 ou 20 milles plus haut,
entouré alors d'un village très populeux, 1re capitale du

---

(1). Nous croyons que le mélange des eaux douces et
salées, « eaux saumâtres, » servant d'excipient aux miasmes, les rend encore plus l'éthifères; la plus grande
partie du littoral de Madagascar est dans ce cas.

Waloo, nous offrait les mêmes maladies ; mais entachées d'un caractère particulier, souvent compliquées de dyssen-terie (colite aigue), ayant une propension à l'état typhoïde ; nous avons remarqué enfin, que les *coliques sèches*, déses-poir des malades et des médecins du Sénégal, étaient plus communes, après les fièvres de Daganna qu'après celles de Richardtoll ou de Saint-Louis. Comment se fait-il que cet accident, presque toujours, deutéropathique ; suivant nous *névrose du tube digestif*, soit si commun au Sénégal et si rare à Madagascar? Un seul cas s'en est, en effet, présenté à notre observation pendant tout notre hivernage à Tintin-gue !

Une fois l'économie saturée, les manifestations toxiques ont lieu et varient en intensité, en durée suivant une foule de circonstances *intrà* et *extrà* individuelles, et la puissance l'éthifère du miasme circulant avec nos fluides est telle, dans quelques circonstances à Madagascar et au Sénégal, que nous avons vu des hommes magnifiques et récemment débarqués, foudroyés dans un premier accès. C'est ainsi qu'un malheureux instinct, le désir, le besoin de se réchauf-fer porte irrésistiblement des soldats et matelots, au début d'un paroxysme bénin, à s'étendre en plein midi, sur le sable brûlant pour ne s'en plus relever !

A un bien-être trompeur succédait un engourdissement général ; après le coma, vient le carus et la mort sans réaction possible, le plus ordinairement. Des hommes en état d'ivresse alcoolique éprouvèrent le même sort dans des circonstances identiques. Ceux qui, dans un état comateux ou voisin du coma, furent ramenés dans les hôpitaux, les cases ou à bord, ont dû leur salut, moins aux soins que leur prodiguait le médecin, qu'à leur heureuse soustraction de la fournaise qui les dévorait impitoyablement. Enfin, il est arrivé souvent à plusieurs de nos camarades, jouissant d'ailleurs d'une bonne santé, mais exténués des fatigues de la chasse, de s'endormir au soleil ; réveillés par le malaise et la douleur, nos imprudents chasseurs en furent quittes pour une céphalalgie intense ; sévère leçon d'hygiène qu'ils ne sauraient oublier désormais !

Il résulterait donc de nos observations 1º que le soleil réfléchi par les sables brûlants du Sénégal, de Madagascar ou autre localité infecte, imprimerait aux miasmes toxiques qui sont en nous et aux fumets alcooliques des hommes en état d'ébriété, un degré réel de malignité ; 2º que des hommes, encore loin de la saturation toxique, y donneraient quelquefois des manifestations fort graves. Comment agit le calorique qui nous enveloppe dans ces circonstances ? Que ce soit par expension ou autrement, les faits n'en demeurent pas moins positifs.

Voulant essayer l'influence de la chaleur solaire, sur le frisson des fièvres intermittentes, à Saint-Louis et dans le fleuve du Sénégal, nous nous étendîmes dès le début et en plein midi, sur une large plaque de plomb brûlant ; après toutefois nous être enveloppé la tête de plusieurs serviettes blanches, le tout surmonté d'une ombrelle. Rien ne fut changé dans les phénomènes habituels de notre frisson, si ce n'est la durée qui fut peut-être moins longue.

Le frisson nous démontre que la vie est profondément atteinte, indépendamment de notre être matériel qu'on pourrait charbonner, en quelque sorte, sans que le phénomène en fut sensiblement modifié. Le fait bien connu, de ce boulanger de Toulon (1835) qui dans ja période algide du choléra, se précipita dans son four brûlant, espérant rappeler la chaleur et la vie qui fuyaient ensemble, et mille autre pareils viendraient à l'appui de notre assertion, si besoin était. Si une forte chaleur artificielle rend le frisson moins long, alors que le principe vital n'est pas frappé à mort ; la réaction en est plus prompte, mais elle nous a paru traversée de symptômes plus graves : partant, nous devons rejeter ce moyen, non seulement inutile mais encore dangereux.

En temps d'hivernage, les nuits sont d'une effrayante humidité. Etant chirurgien-major du vapeur l'*Africain* dans le fleuve du Sénégal, et ne pouvant plus respirer dans la cellule qui nous est allouée comme chambre, nous fûmes obligé de déguerpir sur le pont ; malgré que notre cadre fut recouvert d'une toile forte et entouré d'une moustiquaire, notre sommeil était mauvais, l'humidité nous pénétrait profondément ; à notre réveil nous nous sentions brisé, mal-aise, avec faiblesse, mauvaise bouche, anorexie, borborigmes, coliques, d'iarrhée,

et nausées comme métalliques ; nous sentions pour ainsi
dire , le poison circuler dans nos veines ; les manifestations toxiques ne peuvent alors se faire attendre !

Les Nègres dorment souvent à la belle étoile, mais ils ont
le plus grand soin de s'envelopper jusqu'à la tête, au moyen
de vêtemens de tous genres, comme s'ils avaient à se préserver du plus grand froid ; les Maures en font autant,
mais chacun d'eux s'enveloppe de son tiougou, sorte de
couverture en peau de chevreau, quelquefois d'un grand
prix, et ils dorment sur le sable à l'abri de l'humidité,
comme dans la maison la mieux close : toutes ces précautions nous prouvent que les indigènes, connaissant comme
nous au moins, les inconvéniens du sommeil en plein air
ainsi que de l'humidité nocturne, savent néanmoins s'en
préserver au milieu des déserts (1).

----

(1) Située entre 11° 45 et 25° 30 de latitude méridionale,
entre 45° 20 et 48° 50 de longitude occidentale, Madagascar a 350 lieues de long sur 110 de large. Le magnifique
plateau des Ovas est élevé de 12 à 1800 toises au-dessus
du niveau de la mer. Deux chaînes de montagnes de
constitution granitique et calcaire , parcourent cette île
dans sa longueur. On y trouve fer, cuivre, étain, mer-
cure. Inaccessible aux miasmes qui s'exhalent de sa
vaste ceinture marécageuse, ce plateau est le plus salubre du monde. D'un aspect ravissant, pourquoi faut-il
que son littoral soit empoisonné pendant 5 ou 6 mois

Nous croyons que c'est par saturation et non par incubation, qu'ont lieu les manifestations toxiques, dites *intermittentes*, et qu'il en est de même des typhus épidémiques ; dès que l'économie est saturée, un frisson analogue à celui des empoisonnemens *septiques*, ouvre la scène et nous avons affaire à un état pathologique ayant pour base : frisson, chaleur et sueur.

A un malaise qui dure un ou plusieurs jours, et qui n'est ni la santé, ni la maladie, succèdent les manifestations toxiques du premier stade, basées sur un frisson qui n'ayant d'analogues, ni dans les fonctions physiologiques, ni dans les fonctions pathologiques, est *sui generis*. De même que le frisson qui suit le repas, annonce que les fonctions physiologiques digestives, préparent l'élaboration du bol alimentaire qui en est le stimulus et celle du chyle qui sert à la nutrition, aux sécrétions à l'entretien de la vie ; de même aussi le frisson, les frissonnements, premiers phénomènes de l'intoxication palustre, annoncent que l'économie entière, pénétrée, souillée par la présence du poison, travaille à son élaboration inassimilable, partant à son élimination néces-

---

de l'année ! Les Ovas, que le pays appelle à sa défense, y meurent comme mouches !... Toute expédition dirigée contre Madagascar, n'ayant d'autre but que de s'emparer d'un ou plusieurs points du rivage, serait au moins un acte impolitique et un outrage à l'humanité !... Il nous faudrait de cette île admirable, le *cœur* ou *rien*.

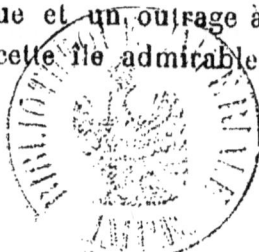

2

saire; ici le frisson a une durée très variable, tandis qu'ordinairement, à peine sensible dans les intoxications aigues et
continues, il est promptement remplacé par ce que nous ap-
pelons la *fièvre*, état qui constitue la maladie proprement
dite.

Pour élaborer une matière toxique ou inassimilable,
toute l'économie vitale et matérielle, entre en action, chaque molécule solide et liquide incitée, souillée par un stimulus anormal, réagit pour s'en débarrasser (force médiatrice); de cette réaction moléculaire et générale, naît un
excès de calorification organique et nerveuse, d'où, tous les
phénomènes qui caractérisent le deuxième acte de la fonction pathologique ; période de coction ou digestion du divin
vieillard de Cos ; c'est la fièvre proprement dite ou période
de réaction, tout aussi nécessaire à l'élaboration et à l'élimination de la matière toxique, que la chimification est indispensable à l'élaboration, à l'absorption et à la circulation du chyle dans ses propres vaisseaux, etc., etc. De même que l'aliment a ses voies d'introduction et d'excrétion
connus, de même aussi le poison et toute matière inassimilable en nous, ont les leurs; nous avons nommé les vaisseaux
absorbans pour l'entrée, nous verrons bientôt les vaisseaux
exhalans pour la sortie ; et l'acte vital qui opère les transformations physiologiques assimilables, n'est ni plus ni
moins mystérieux que celui qui opère les transformations
pathologiques et inassimilables. Enfin le but de cette se-
conde période, dont la durée est de quelques heures, n'est

que le temps rigoureusement nécessaire à une élaboration
indispensable.

Or, tout aliment, médicament ou poison introduit dans
notre organisme, y est modifié, transformé, digéré, de manière à être assimilé ou éliminé; c'est donc une fonction
physiologique dans le premier cas, une fonction pathologique dans le deuxième ; comme notre être malade ou bien
portant est toujours sous l'empire des mêmes lois vitales,
il n'y a , et ne peut y avoir de réellement changé, que le
stimulus : ces lois vitales sont *une* et *indivisible*.

Avec quelques mois ou quelques années d'existence de
plus, l'illustre Bichat, si profondément regretté de la science,
eut lui-même proclamé cette unité vitale ! « *Quæ faciunt
in sano actiones sanas, œadem in œgro morbosas* Hypp.»

C'est dans le cours de cette période que se manifestent
les fluxions dans tel ou tel organe, fluxions qui simulent
momentanément des inflammations gastriques, gastro-intes-
tinales, pulmonaires, hépatiques, spléniques, ou autres
« nous comprenons les fluxions à la manière du célèbre
Barthez, et telles que les enseigne l'école de la moderne
Cos. » L'intensité et la persistance plus grandes de ces localisations, mènent aux intoxications intermittentes pernicieuses, qui ne sont bien souvent que l'exagération funeste
des intermittentes bénignes. En effet, la vie est fortement
menacée au premier paroxysme, très compromise au second et presque toujours éteinte au troisième.

Bien comprises, l'étiologie, la symptomologie, l'obser-

vation complète de ces maladies, c'est-à-dire celle qui em-
brasse; suivant Hyppocrate ; *partes motœ partes moventes
et spiritus influi*, tracent notre conduite médicale, « com-
battre et modérer les accidents pendant le paroxysme, at-
ténuer ou conjurer le second ou le troisième accès, » mieux
que ne le peuvent faire nos meilleurs traités de thérapeutique. Nous avons vu périr des hommes dans le premier stade,
mais le plus grand nombre succombent dans le deuxième
qui se prolonge, revêt souvent la forme typhique comme
dans la même phase des typhus épidémiques ou sporadiques, tant il est vrai qu'il n'y a, dans la période de réaction
des fièvres continues et intermittentes, *cum materia* ; d'autre différence que la durée et la forme.

Le but de cette période est l'élaboration du poison ; en
effet, élaboré, transformé par cette fonction pathologique
générale, le miasme mêlé à des liquides excrémentitiels, est
livré aux exhalans internes et externes , devenus par le fait
même de cette élaboration, ses voies nombreuses d'excrétion; ce deuxième temps de la fonction pathologique accom-
pli, la nature fatiguée se repose, et la troisième période, ou
la période d'élimination commence.

C'est une véritable crise que cette troisième phase des
manifestations toxiques palustres, comme celle des maladies continues avec matière inassimilable, elle termine la
lutte entre la nature médiatrice, principe conservateur, aux
prises avec l'élément destructeur où le naturisme triomphe
souvent par ses propres forces ! Nul doute que sur le résul-

tat judicieusement apprécié de cette lutte, ne repose la vraie
médecine, la médecine hyppocratique. Convenons toutefois
que cette même appréciation pourrait bien être le *crite-
rium* de l'homéopathisme. Le bien être renaît graduellement
et des sueurs abondantes, des urines et des selles critiques,
« c'est-à-dire contenant des matières diverses, autres que
dans l'état physiologique » entraînent avec elles la partie
du miasme toxique élaboré, transformé, cause de tous les
phénomènes morbides, plus ou moins alarmans qui ont précédé et préparé cette crise, terminaison heureuse de la fonction pathologique dont nous avons suffisamment indiqué le
stimulus le support le but et la fin.

Quelques heures ont donc suffi à cette fonction pathologique pour parcourir ses périodes d'une manière tout
aussi régulière et non moins complète que dans les fièvres
continues qui mettent un ou plusieurs septenaires pour at-
teindre le même but, nous avons dit l'élimination, *sine qua
non* du retour à l'état physiologique. Pourquoi alors cette
division des intoxications en continues et intermittentes ?

Effet d'une nouvelle intoxication ou mieux complément
d'une intoxication commencée à laquelle il ne manque
qu'un peu, pour se manifester; chaque paroxysme ne cons-
titue-t-il pas une maladie entière, une fonction pathologique des plus régulières? Quand Broussais disait que les fièvres intermittentes ne différaient en rien des fièvres continues, le célèbre professeur était dans le vrai, mais quant à

l'expression symptomothologique seulement: car pour l'é-
tiologie, les lésions pathologiques, le siége, etc., etc. Son
erreur était flagrante aux mêmes titres que celle sur laquelle
il édifia les dogmes de l'irritation en général. Comme le dit
judicieusement notre professeur Lauvergne, de l'école de
Toulon (c. et sympt. de la tuberculation, p. 4). Les es-
prits progressifs savent ce qu'il est advenu des doctrines de
l'irritation, et nul n'ignore que le vitalisme, un moment
mis en charte privée, a repris avec plus d'éclat son antique
valeur..... En pouvait-il être autrement!... Ne voir de
l'homme malade autre chose qu'un tissu, un ou plusieurs
organes envahis par le sang, ni tenir compte que de la matière et n'admettre, pour remédier aux perturbations physiologiques, que les saignées locales ou générales, de l'eau
de gomme chaude ou froide, et toujours et quand même,
cette affreuse et déplorable abstinence d'aliment, diète absolue ! nous semblent un rêve que chaque jour vieillit d'un
an. Comment comprendre que des idées aussi erronées,
bien qu'ayant leur source dans une des plus belles intelli-
gences médicales des siècles modernes, aient pu avoir, sans
contrôle aucun, un accès aussi facile et aussi subit, non
seulement parmi nous « sauf nobles et courageuses excep-
tions, admirables soutiens de l'antique et impérissable vitalisme. » Mais encore dans le monde étranger à l'art que
nous professons. Entre autres faits à l'appui et il n'en manque
pas; On nous permettra de citer le suivant: C'était en 1833,
M. de St-G...., avait contracté les fièvres en passant 10

jours seulement dans le fleuve du Sénégal, n'en pouvant venir à bout à Saint-Louis, il s'embarqua sur une corvette de guerre et s'éloigna ainsi de la zone insalubre. Résistant avec une invincible opiniâtreté au plus impérieux besoin d'alimentation, et aux prières de notre collègue et ami, le docteur G....., le malheureux M. de St-G....., victime de sa foi aux doctrines de l'illustre Broussais, s'éteignit d'inanition, après quinze jours de souffrances !

Admettant que les vaisseaux absorbans, cutanés et muqueux saisissent le miasme avec l'humidité où l'eau qui en est le véhicule et le portent dans le torrent de la circulation, nous sommes dispensé de nous arrêter sur le siége des intoxications en général et de celle-ci en particulier, nul tissu, nulle molécule vivante ne pouvant échapper à son fluide incitateur, le sang: ce fluide étant altéré dans sa crase physiologique, le siége du mal est partout ; c'est donc une maladie *titius substantiæ* ; et si, dans ces intoxications, des douleurs manifestées par tel organe, appellent plutôt notre attention que tel autre, c'est que sa texture anatomique ou ses usages physiologiques font que la sensibilité y est exagérée ou que le sang y abonde en plus grande quantité proportionnelle qu'ailleurs; mais il n'est rien de variable comme ces sortes de localisations, non seulement chez les divers malades, mais encore chez le même individu : ainsi, dans l'un c'est une céphalalgie violente, une douleur épigastrique, un névrose ou névralgie des plus violentes ; dans l'autre, c'est le foie, le poumon, la rate qui fixent plus

particulièrement notre esprit ; enfin , celui-ci se plaint
d'une douleur abdominale, et celui-là supporte son accès,
ses souffrances étant égales partout. En vérité, à notre sens
autant vaudrait localiser en nous, la chaleur et la vie que
de chercher un siége aux intoxications en général et aux
intermittentes en particulier ! comment admettre alors l'o-
pinion de M. Piorry (gaz. méd. janvier, p. 48), donnant
pour cause ou point de départ des fièvres intermittentes
l'engorgement ou la congestion sanguine de la rate? Le sa-
vant professeur confondrait-il l'effet avec sa cause? On le
dirait, car assurément la rate nous paraît parfaitement innocente du fait qu'on lui impute. Voici à ce sujet ce qui a
été observé sur nous-même en temps d'épidémie à Madagascar, dans l'intérieur du fleuve du Sénégal, et en France,
ainsi que sur les nombreux malades confiés à nos soins.
« Ayant souffert des fièvres intermittentes pendant dix
mois, je déclare que ma rate, pas plus que mon foie ne
m'ont donné aucun signe de fluxion momentanée ou per-
manente , ni pendant ni après mes paroxysmes. » Nous
avons observé partout, et aujourd'hui encore, nous en
avons un cas sous les yeux : des fluxions de la rate, mais
elles se manifestaient pendant les périodes de chaleur ou d'é-
laboration; ne serait-il pas possible que les engorgements
de la rate, observés et incriminés fussent anciens et n'eussent de commun avec la fièvre, que d'en être un effet deutéropathique? De ces engorgemens les uns, et c'est le plus
grand nombre, disparaissent avec l'accès; d'autres persis-

tent, passent à l'état chronique et deviennent plutôt une in-
commodité constante qu'une maladie réelle, le temps en
vient à bout quelquefois avec la nature, alors que le malade est placé dans de bonnes conditions hygiéniques. Nous
ajouterons encore que, sur plusieurs traitans européens
qui, depuis longues années, vivent à Ste-Marie (Madagascar), il en est qui ressentent toujours un peu de fièvre pendant chaque hivernage, et quelques-uns parmi eux portent *une grosse rate;* eh bien ! tant que la détuméfaction
ne s'en opère point, ils sont tranquilles et se portent bien,
à leur manière; mais dès que cette détuméfaction a lieu,
les paroxysmes ne se font point attendre. M. Morreau,
pharmacien de la Marine et habitant, était lui-même dans
ce cas. Nous avons observé que les tuméfications de la rate
étaient bien plus communes pendant et après les fièvres de
Madagascar (1829 et 1830), qu'au Sénégal (1834 et 1835)
où, en revanche, les hépatites, presque toujours persistantes
et graves, avaient le pas; le médecin, *naturæ interpres et
minister,* vient à bout de quelques-unes, mais le parti le
plus sage et le plus sûr pour obtenir la cure des hépatites et
des splénites persistantes, est de s'éloigner du pays où l'on
est pour aller vivre dans une athmosphère pure et tempé-
rée. Nous ne saurions non plus admettre les alternatives de
chaud et de froid, accusées par notre collègue M le docteur Faure et de beaucoup de praticiens, non moins hono-
rables et distingués dont nous apprécions le mérite. Nous
nions formellement qu'une série de bains froids, pris quoti-

diennement à heure fixe, puissent déterminer des fièvres
intermittentes telles que nous les comprenons. Les troubles qui adviennent alors, causés par une matière excré-
mentitielle (sueur) rentrée dans la circulation, sont conti-
nus, sensibles ou non, et toujours terminés par une évacua-
tion critique quelle qu'elle soit; mais ces bains seuls, c'est-
à-dire sans le secours des miasmes toxiques dont nous
avons parlé, nous paraissent incapables de produire un véritable accès de fièvre intermittente. Nous avons lu bien
souvent, et nous avons entendu dire maintefois par des
praticiens fort capables, qu'ils avaient observé et déterminé
eux-mêmes des accès de fièvre intermittente chaque fois qu'ils
avaient sondé certains malades..... Notre déférence pour
un mérite, quelque éminent qu'il soit, ne saurait cependant
nous faire croire à une impossibilité, car, entre le mouve-
ment fébrile déterminé par la présence d'une sonde, et une
fièvre intermittente, il y a, suivant nous, toute la différence
du jour à la nuit. Pontanezen, succursale des hôpitaux de
la marine de Brest, située au beau milieu d'un marais magnifique, à trois milles de la ville, nous offrit quelque
chose de semblable (1828) : le malade eut plusieurs accès
de fièvre qu'on attribua à la sonde ; mais l'introduction
d'une matière toxique, inassimilable étant pour nous un
sine qua non du paroxysme ou manifestation toxique, nous
croyons que l'on a pris et que l'on prendra encore pour
causes, ce qui n'est réellement qu'une coïncidence toute
fortuite. .

Chaque hivernage apportant sa *catastase médicale*, l'imprime à notre constitution ; partant nous n'avons aucunes conséquences pratiques, à tirer de notre observation sur les hépatites plus communes en temps d'hivernage au Sénégal qu'à Madagascar.

Tout paroxysme d'intoxication périodique ou continu ne serait donc, suivant nous, qu'une fonction pathologique, synergique et générale avec ses phases essentielles *inintervertissables*, frisson toxique *sui generis*, chaleur *élaboratrice*, sueur *éliminatrice*; nous connaissons le principe, le moyen et la fin.

´Ne voir dans ces phénomènes pathologiques que les supports et les stimulus, serait le matérialisme ou l'organicisme dans toute leur pureté, comme si ces phénomènes de l'ordre physique ou mécanique étant caractéristiques de la vie, en pouvaient être la cause ! Ne considérer en physiologie comme en pathologie, que les supports et les stimulus, serait ne voir que les deux faces les moins importantes et les moins utiles de la science de l'homme ; si on y ajoute la troisième face : *capacité réciproque*, il n'en peut surgir que des erreurs physiologiques et des mécomptes thérapeutiques. Aussi aimons-nous à penser qu'au lit du malade, il n'y a que des médecins vitalistes, c'est-à-dire faisant marcher de front, pour leurs appréciations thérapeutiques : 1° l'étude du support du phénomène; 2° le stimulus du support; 3° les propriétés ou capacités spéciales du support et du stimulus qui concourent à produire le phénomène; moyen d'analyse physiologique et pathologique désormais impérissable (trousseau); ce qui nous ramène à l'éternelle et admirable recommandation du père de la médecine « embrasser dans l'étude des trois élémens de l'homme, *partes motœ, partes moventes et spiritus influi.* Vivant heureux au sein d'une famille que j'aime, vers la fin du déjeûner le facteur me remet une lettre ; j'apprends la mort de ma mère alors que je la croyais pleine de vie et de santé : on me vit aussitôt pâlir , faiblir , frissonner et suer en même temps ; conduit dans ma chambre , j'endurai une violente indigestion. Une impression morale , profonde et subite , avait détruit , rompu ou troublé les rapports de capacité réciproque entre ma muqueuse gastrique et son stimulus aussi excellents l'une que l'autre , voilà la cause; rien de matériel en moi , n'était changé ; je me portais tout aussi bien un instant après , qu'avant cet accident. Telle est la puissance du *spiritus influi* ! et j'éprouvais le même besoin de me restaurer.

Dans ces sortes d'intoxications , alors que la chaleur et la vie, dont la connexité fut de tout temps reconnue, de tous et par tout le monde ; semble nous cadavériser en nous abandonnant peu-à-peu , (1) que nous reste-t-il à

---

(1) Telle est la période adynamique ou ataxo-adynamique des tiphus épidémiques ou sporadiques, et des fièvres intermittentes pernicieuses ou autres continues

faire en présence de cette œuvre de destruction bientôt con-
sommée, si ce n'est de soutenir la vie épuisée, défaillante ;
et par tous les moyens que l'art met à notre disposition, de
rendre au principe vital la force d'accomplir son travail,
c'est-à-dire d'achever l'élaboration commencée ? Ah ! c'est
alors que le médecin devient vitaliste de fait et sans s'en
douter bien souvent !

D'après cette théorie appuyée sur l'observation, dispa-
raitrait tout le merveilleux dans les fièvres d'accès. Chaque
paroxysme est une fonction pathologique synergique jugée
par la sueur ; le temps qui s'écoule entre le premier et le
second, est un état non moins physiologique que celui qui
a précédé de un, deux ou trois jours, le premier paroxysme.
Le malade, dans cette sorte de convalescence étant toujours
exposé, comme avant, à l'influence du miasme fébrique palustre, en absorbe toujours un peu plus qu'il n'en saurait
éliminer ; au bout de 24, 48, 72 heures, la saturation toxique a lieu de rechef et se manifeste par un second paroxysme identique au premier, ainsi de suite : c'est ce qui constitue les types.

L'économie débarrassée , par la fonction pathologique
précédente , de la *fraction saturante* du miasme fébri-

---

avec matière toxique inassimilable , dans lesquelles l'é-
laboration est au-dessus des forces de la nature médiatrice même bien secondé par l'art.

que, entre en convalescence *relatrice ;* la plus grande
partie du poison, après, comme avant l'accès, y peut
rester et y reste en effet à l'état d'indifférence, et l'intermittence, intermission, ou apyrexie, que nous nom-
mons *convalescence relatrice*, est le temps matériel nécessaire aux fonctions de l'absorption, pour compléter
à saturation, l'existant en nous à l'état latent. Quand
aux autres types, soit qu'ils ne se soient point offerts à
notre observation, soit que nous ayons mal observé,
le fait est que nous n'avons pu constater qu'une par-
faite irrégulalité. Comme on le voit, les types et leurs
modifications trouvent leur explication simple et naturelle
dans des circonstances *extrà*, *intrà*-individuelles dont le
détail ne saurait ici trouver place.

Dès que l'économie vivante est saturée d'un miasme
toxique, il faut qu'elle succombe brusquement, peu à
peu, ou qu'elle s'en débarrasse ; d'où, une fonction
pathologique générale régulière, synergique ayant une
durée de quelques heures, à un ou plusieurs septenaires;
fonction aussi nécessaire à la préparation, à l'élaboration et à l'élimination du poison, que les préparations
alimentaires et la chymification sont indispensables à la
chylification, à la séparation de ce fluide à assimiler et
à l'excrétion des matières fécales inassimilables; et ces
mànifestation toxiques sont intermittentes aux mêmes
titres que les digestions phisiologiques dont nous par-
lons, ni plus ni moins.

Que devient la quantité restant en nous à l'état d'indifférence , soit avant, soit après la manifestation ? Au
sein de la sphère d'activité du miasme fébrique , elle
forme la base d'une nouvelle intoxication complémen-
taire ; en dehors de cette zone , il advient de deux choses,
l'une , ou que le naturisme l'élabore et l'élimine sans
manifestations morbides , ou bien que la quantité à l'état
latent soit encore assez grande pour nécessiter une ou
plusieurs élaborations , toujours pathologiques , toujours
décroissantes et indispensables à la purification de l'économie ; c'est , nous l'imaginons , sur cette observation rai-
sonnée que les anciens avaient fondé le précepte , que
nous ne partageons point *absolument* de nos jours , de
laisser passer plusieurs accès avant d'administrer les moyens
fébrifuges.

Personne n'ignore l'heureuse influence d'un changement de lieu dans le traitement des fièvres intermittentes , cela se comprend aisément , mais une observation
qui paraîtra au moins fort extraordinaire est la suivante: c'é-
tait encore à Madagascar; des fièvreux émaciés à tel point qu'ils
se traînaient à peine, étaient évacués de Tintingue à Sainte-
Marie, distants de quelques lieues et aussi insalubres
l'un que l'autre , et pourtant ces malheureux y renais-
saient à la vie comme s'ils eussent été transportés d'un
lieu infect au sein de l'athmosphère la plus pure et *vice
versa*. M. Peliss.... enseigne de vaisseau , de nos amis,
s'est trouvé dans ce cas. La raison de ces sortes de ré-

surrections, nous l'ignorons complètement, à moins qu'une
simple différence dans une série de causes, donnant lieu
aux mêmes effets morbides, ne soit la cause de ces
cures inespérées.

Après l'intermittence, les types et leurs modifications,
il nous resterait à dire quelques mots : 1° sur le passage d'un type à un autre ; 2° de l'intermittence à la
rémittence ; 3° enfin, de celle-ci à l'état continu. La
première proposition rentre dans l'explication donnée
des différents types ; la rémittence que nous avons ob-
servée dans toutes les fièvres, quelle que soit leur durée, est fâcheuse, surtout dans les intermittentes ; elle
doit être, à notre sens, considérée comme le résultat
d'une élaboration pathologique longue et très laborieuse
du miasme toxique ou du poison, réfractaire aux efforts
de cette fonction digestive que le médecin doit favoriser
de tous ses moyens ; le naturisme épuisé, semble alors
reprendre haleine, pour recommencer la lutte avec plus
de vigueur, l'élimination à laquelle il travaille étant un
sine qua non du retour à l'état phisiologique.

Cette rémittence serait donc une fonction pathologique plus longue, nécessitée par la dose de poison trop
considérable pour être élaborée en quelques heures ;
quelquefois aussi une localisation inflammatoire réelle,
des détériorations organiques, viennent compliquer la
fonction pathologique continue ou intermittente, états
fâcheux qui doivent être pris en haute considération

pour le traitement qu'il faut modifier suivant les indications.

Tout ce qui a été dit jusqu'ici s'applique également aux intermittentes dites pernicieuses, véritables *sursaturations* toxiques; effets, non d'une qualité spéciale du miasme, mais bien de la dose ou quantité absorbée ; elle est telle dans certaines circonstances, que le principe vital foudroyé, pour ainsi dire, ne pouvant réagir, laisse un cadavre ! Nous avons remarqué des phénomènes toxiques analogues, dans le Gange (1829) et à Brest en 1832 chez les cholériques. Nous les retrouvons encore dans la peste, la fièvre jaune et autres intoxications typhiques du même genre, toutes très graves et ne différant entr'elles que par la forme, le fond restant toujours le même: disons enfin que ces typhus ne manquent point d'une certaine analogie symptomotologique avec les empoisonnemens septiques.

Ces quelques mots décèlent notre pensée à l'endroit de la contagion, et de l'importation *chimériqués* des typhus, de même qu'à celui des quarantaines et de ces établissements de réclusion préventive, qu'on nomme lazarets..... Arrivons à l'exposition des faits qui font l'objet principal de ce mémoire; dans un second, nous tâcherons d'en présenter les conséquences pratiques, avant tout.

Envisagées d'après le symptôme le plus saillant, nous aurions à passer en revue toutes les formes des intermittes pernicieuses décrites par les auteurs, telles sont : la cardialgique, la plus commune, dit·on ; l'hépatique, la cho-

3

lérique considérée, par Torti, entr'autres; comme un choléra intermittent « auquel cependant il devrait bien manquer quelque chose, ne fut-ce que les crampes ! la colique
de Morthon, etc., etc. Mais nous ne retracerons ici que
quelques épisodes de ce que nous avons vu et observé sur
des hommes de toute couleur , acclimatés ou non, confiés à
nos soins ; ce que no us avons éprouvé nous-même au milieu d'eux.

La forme que nous avons le plus souvent rencontrée sur
nos pas, était la céphalalgique soporeuse ou carotique, va-
riété fort commune dans laquelle l'insolation , annexée
aux miasmes palustres, joue le rôle important dont il a été
question.

Aux horripilations, frissonnemens et frissons *sui generis*
base du premier stade, où la vie est primitivement frappée
dans son expression la plus symbolique, aux symptômes de
réaction fébrile, alors que le malade n'est pas e nlevé dans
le cours du premier stade , qu'on pourrait nommer
algide; se joignent une céphalalgie frontale, sus-orbitaire,
ou une hémicranie des plus alarmantes ; il y a pho-
tophobie, tintements d'oreilles , vertiges, insommie délirante , face vultueuse, fixité du regard, langue sèche,
rôtie, soif inextinguible, etc., etc. Et cependant le thorax
et l'abdomen, tout malades qu'ils sont, ne disent rien,
duobus laboribus non obortis..... Circulation , respiration, calorification , tout enfin marque un surcroît de vie
qui menace la trame organique de nos tissus. Nous avons

vu souvent des premiers accès pernicieux durer ainsi pendant
24, 48, 72 heures, toujours avec de petites rémittences,
qui semblent une halte, un instant de repos dans la lutte
qui s'opère entre les deux principes destructeur et conservateur; le combat recommence, le naturisme peut triom-
pher seul et mieux encore, alors qu'il est bien compris et
bien secondé par nos efforts; la crise s'opère et le paroxysme est jugé; il n'y a point un instant à perdre, le
médicament fébrifuge doit être largement administré afin
d'en staturer promptement l'économie; là gît tout le secret
de *couper* les fièvres dites intermittentes..... Imprégnée
du médicament héroïque, notre organisme voit, ou disparaître l'intensité pernicieuse de l'accès suivant, ou cet
accès manquer tout-à- fait, comme nous le dirons bientôt.

Il ressortirait de nos observations, que l'usage quotidien
de ce moyen *neutralisant* par excellence, rendrait infailliblement notre être réfractaire au miasmes toxiques palustres.

24 ou 48 heures à peine écoulées et la maladie abandonnée à elle même, une *nouvelle sur saturation* amène
un nouveau paroxysme dans le cours duquel s'annexent, aux
symptômes du premier accès, des symptômes plus alarmans
encore; le malade tombe promptement dans un état de
somnolence ou de profond assoupissement, l'intelligence
est des plus obtus e, amnésie, délire, mouvements sans
but ou *spasmes*, etc. Le malade, désormais étranger à tout
ce qui l'entoure, est plongé dans la stupeur et l'adynamie;

la petitesse, l'irrégularité, l'intermittence du pouls, sont
de plus en plus sensibles, la respiration stertoreuse et râ-
lante, nous offre les mêmes phénomènes, la chaleur s'en
va avec la vie, un instant encore.... et le malade n'est
plus qu'un cadavre! Tels sont les traits les plus saillants
d'un tableau qui s'est offert, trop souvent, à notre observation au Sénégal (1834, 1835), sur deux chauffeurs et
un troisième mécanicien entr'autres.

Le brave L......., aujourd'hui un de nos capitaines de
vaisseau les plus remarquables, commandant alors le vapeur l'*Africain*, après un accès qui dura 72 heures, fut
pris de symptômes cérébraux dominants tout le reste, avec
un délire continu où il persiflait, de la manière la plus
spirituelle et la plus plaisante en même temps, la médecine
et le médecin: cependant docile à nos soins, comme par
un excès de complaisance, nous vîmes ses paroxysmes s'af-
faiblir sensiblement et disparaître; mais à peine tiré d'affaire, notre excellent ami fut atteint d'un ténesme dysen-
térique très douloureux et des plus tenaces; voyant notre
impuissance curative, nous le décidâmes, non sans peine,
à quitter son bâtiment pendant quelques jours et à partir
pour Gorée. L'hospitalité généreuse et très amicale du
gouverneur « feu M .... » un air moins impur, une température plus douce, une autre existence morale et physique, nous le rendirent au bout d'un mois, plein de vigueur
et de santé; trois voyages à Galam, 300 lieues de l'em-

bouchure du fleuve , et une excursion difficile jusqu'aux Cataractes, ne l'ont plus altérée désormais. (1)

M. Prot.,...enseigne de vaisseau , habitant l'hôtel du gouverneur de Saint–Louis, fut tiré d'affaire après trois paroxysmes d'une pernicieuse céphalalgique saporeuse et délirante.

Pendant nos expéditions militaires au Waloo et dans la Mauritanie, plusieurs matelots et soldats périrent sur place au soleil ; les uns, dans un premier accès de fièvre pernicieuse apoplectique, les autres, dans un état d'ivresse alcoolique: ce qui ne serait point arrivé s'ils eussent été à l'ombre ; combien de fois n'avons–nous pas vu des matelots européens, au début d'un accès pareil, chanceler, déraisonner, insulter et se porter même à des voies de fait envers leurs camarades ; un jeune patricien les aurait crus dans une profonde ivresse cependant il n'y avait pas un moment à perdre, le cas était grave.

Chirurgien–major de la corvette la *Zélée*, nous avons passé à Tintingue, côte Or. de Madagascar (1829) (1830),

---

(1) Dans cette triste circonstance, outre nos devoirs sacrés de médecin, nous étions heureux de pouvoir témoigner à L.... notre reconnaissance et notre dévoûment fraternels ; il y avait deux mois à peine que, dans le fleuve en pareille occurrence, il nous prodiguait ses soins non moins affectueux.

un des hivernages les plus meurtriers qu'on y eût vu.
Le seul cas d'intermittente pernicieuse que nous eûmes
à enregistrer à bord, se manifesta avec des symptômes
de pleuropneumonie: Le nommé Le Goff, quartier maître
de manœuvre, vieux matelot vigoureux et d'une excellente
constitution, en fut la victime: aux symptômes précur-
seurs de la *sursaturation* toxique, succédèrent un frisson
violent, profond, avec tressaillements involontaires des
tendons et des muscles, cris chevrottants entrecoupés et
claquement effrayans des machoires : après une heure
environ, un peu de mieux-être précéda la réaction,
mais elle eut bientôt dépassé toute limite physiologique. Le
pouls augmente de force et de violence, les forces re-
naissent, le visage s'anime, se colore jusqu'au rouge
pourpre, l'œil est vultueux, saillant, tout l'organisme dérangé fonctionne, de manière à dégager une telle quantité de colorique organique et par influx, que Le Goff
devient brûlant ; un point de côté se manifeste sous le
teton gauche et s'étend rapidement dans tout le thorax,
la moindre de ses inspirations lui arrache un cri de douleur; pour couronner cet œuvre de destruction si vigoureusement commencée, advient une toux qui se manifeste
par quintes rapprochées, comparable à la toux convul-
sive des enfants, dite, *coqueluche*; l'anxiété du malade
est extrême et la suffocation imminente; chaque quinte
parait jugée par une expectoration abondante de mucosités
filantes et bulleuses.... Les organes de la digestion et

autres, semblent frappés de mutisme en présence d'un état aussi alarmant des voies respiratoires : il ne fallait pas moins de deux hommes pour contenir le malade dans son hamac.

Saignée de 5 à 600 grammes, et dès que la rémission fut sensible, que la crise commençait à se faire, le sulfate de quinine fut largement administré jusqu'à minuit, et depuis six heures du matin jusqu'à la venue présumée du 2e paroxysme ; il se manifesta vers midi, mais alors dépouillé de tout symptôme pernicieux ; le 3e accès fut totalement conjuré... La convalescence languit, les jambes et les pieds etaient gonflés le soir, l'appétit se perdit, il y eût dérangement dans les fonctions digestives ; l'anasarque amena l'ascite, l'hidrothorax et la mort.

Jamais ample saignée ne nous parut mieux indiquée, les accidents congestifs avaient été parfaitement bien conjurés, et le sulfate de quinine ayant *neutralisé* les effets du poison, nous avions obtenu un succès complet, mais l'état d'asthénie dans lequel tomba Le Goff, les troubles de la circulation, produits par la première secousse, donnèrent lieu aux accidents deutéropathiques signalés.

Le nommé Verlaine, gabier, 30 ans, bonne constitution ; convalescent lors de notre arrivée à Tintingue, fut *naturellement* atteint un des premiers : affaibli, émacié, découragé par une série de rechûtes inconjurables, notre gabier était tellement malade que chacun de nous désespérait de son salut ; depuis quelques jours Verlaine ne quittait plus son hamac et la vie rétrogradait à grand pas, Vers deux heures de relevée, après quelques frissons accoutumés, il fut atteint d'une réaction si vive, d'un transport cérébral si violent et si instantané, que, ne mesurant plus ses forces, en deux enjambées il fut sur le pont d'où il bondit sur le bastingage, plus élevé que la hauteur de sa taille, sault que n'aurait pu accomplir le matelot le plus agile; le commissaire du B..., plus prompt que nous à se remettre de son étonnement, l'arrêtant sur le bord du précipice, lui sauva la vie : croyant se précipiter à la mer ou dans un lieu frais pour calmer la chaleur qui le dévorait, Verlaine allait se briser infailliblement sur nos embarcations le long du bord.

Reconduit et fixé dans son hamac, nous appliquâmes, d'une manière continue, des compresses trempées dans l'eau froide et vinaigrée sur la tète, des sinapismes furent promenés sur les extrémités inférieures, Limonade citrique pour boisson. Le calme renaît avec une transpiration abondante et quelques selles d'une insoutenable fétidité; notre malade semble déjà convalescent mais il est plus affaibli que jamais ! le sulfate de quinine est donné à hautes doses, le 2e accès est benin, le 3e manque tout-à-fait : nous ramenons Verlaine en France, c'était encore un de nos meilleurs matelots (1).

_____

(1) Il est arrivé que des malades à la mer sous un

C'est le seul cas de calenture, *congestion minygo-en-céphalique intermittente*; qui se soit offert à notre obser-vation dans le cours de nos voyages sur mer ; et cette crise, où le dernier effort de la nature médiatrice s'est montré aussi violent qu'admirable , était nécessaire à la préparation et à l'élimination du gaz toxique qui restait en lui!.....

De Décembre en janvier, tout alla au mieux à bord, mais déjà nos troupes à terre souffraient beaucoup, chaque jour voyait les cases en feuillages, se vider et le déplorable hôpital de Tintingue se remplir de malades.

Notre corvette eût bientôt son tour , 70 sur 75 hommes d'équipage furent atteints de fièvre bénigne ou violente; 6 sur 7, composant l'état-major, y compris le capitaine, furent frappés le même jour, dans la même matinée et presque à la même heure.... ayant mêmes habitudes,

---

ciel brûlant, se sont précipités par un sabord d'hôpital et que sauvés, après avoir bien nagé pendant tout le temps nécessaire à une manœuvre, toujours trop longue quelque soit la prestesse de son exécution ; on les ait vu se rétablir promptement. Quelques-uns de nos di-gnes collègues n'ont point hésité à attribuer la plus large part de la cure obtenue, à l'influence morale et physique produite sur leurs heureux malades, par l'accident lui-même.... pour un de sauvé cinquante ont dû périr.

également pleins de vigueur, de jeunesse et de santé, arrivés en même temps, en pouvait-il être autrement?... Un seul officier fut réfractaire pendant tout l'hivernage, c'était le plus âgé de tous, 40 ans ; et l'entre-pont nous offrit proportionnellement les mêmes phénomènes.

Le sulfate de quinine opérait des prodiges, mais le miasme toxique renaissant éternellement de ses éternelles sources, nous travaillait sans cesse avec une nouvelle intensité ; chaque paroxysme débilite l'homme et le prédispose ainsi de plus en plus à absorber le poison, d'où les inévitables rechûtes ou plutôt *les nouvelles intoxications*. Malgré régime, soins et précautions de tout genre ; car presque tout le monde était exempt du service de nuit, défense absolue de communiquer avec la terre, de 10 heures du matin à 4 heures du soir ; l'équipage est rentré au coup de canon (8 heures du soir) ; les tentes et leurs rideaux sont en permanence, etc., etc... Malgré toutes ces précautions hygiéniques que nous ne regardons point comme inutiles, tant s'en faut ! Nous n'avons pu cependant nous préserver des intoxications palustres, ni de leurs récidives incessantes.

Tout accès ayant disparu sous l'influence du sulfate de quinine, reparaissait infailliblement quelques jours après que nous en avions complètement cessé l'usage graduel, c'était toujours une période de 3, 5, ou 7 jours ; temps nécessaire à l'absorption pour saturer, de rechef, l'économie et produire une nouvelle série de manifestations toxiques.

Les préparations quiniques absorbées, parcourant les mêmes voies que le miasme toxique, l'atteignent au milieu des fluides qui lui servent de véhicule ; en contact avec lui, elles le *neutralisent*, de la même manière que quelques gouttes d'ammoniaque, prises dans un peu d'eau sucrée, dissipent presqu'instantanément les accidents d'un état d'ébriété alcoolique plus ou moins intense.

Nous croyons, avons nous dit, que la quinine saturant l'économie, *neutralise* les effets des miasmes toxiques palustres ; et, nous ne pensons pas avancer une proposition paradoxale, en concluant, de nos propres observations ; que l'économie *saturée* du sel de quinine, résisterait aux miasmes toxiques absorbés ; que, rencontrant partout leur *neutralisant* par excellence, ces miasmes resteraient impuissants sur notre organisme ; l'étude du mode d'action du quinina, dans les intoxications palustres, nous conduit à la proposition que nous venons de formuler.

En effet, on administre les sels de quinine pendant l'apyrexie ; toujours à l'adresse de l'accès attendu (nouvelle manifestation toxique) : ce n'est le plus souvent que du 2me au 4me qu'on obtient ce résultat. Le quinquina a été administré sans inconvénient pendant la pyrexie, cela se comprend ; nous ajoutons même, qu'il

est des cas où il devrait être donné dès le début du
premier accès. Une fois le paroxysme attendu, conjuré,
il est sagement prescrit d'en continuer l'usage (même dose)
pour les deux premiers accès qui se seraient manifestés
sans le fébrifuge, puis d'en diminuer graduellement la
dose. Dans les circonstances ordinaires il se peut que
l'économie ainsi modifiée, au sein de sources à peine
sensibles, en soit quitte pour jusqu'à pareille époque de
l'année suivante «même localité sauf acclimatement, etc.»;
mais dans les foyers analogues à ceux dont il est question dans cette première partie de notre travail, il en
est autrement : après 3, 5, ou 7 jours de convalescence, l'économie étant dépouillée de toute influence
quinique, les manifestations toxiques recommencent; d'où
cette conséquence thérapeutique : l'économie *saturée* du
sel de quinine, est réfractaire aux miasmes toxiques
palustres.

Une partie du miasme se neutralise à mesure que
l'économie animale se charge des préparations quiniques;
c'est ainsi qu'il affaiblit, sans les conjurer, les manifestations toxiques qui paraissent pendant l'usage du quinquina. L'économie est-elle suffisamment chargée du fébrifuge ? Plus de manifestations. Est-elle saturée des préparations de quinquina ou de ses sels ? Non seulement
la partie des miasmes en circulation, et à l'état d'indi-
férence est neutralisée, mais encore, ces miasmes même, à mesure qu'ils sont pris par l'absorption...... D'où

l'indication de l'usage quotidien , nous dirions presque *condémentaire* , du sel fébrifuge. Pendant les hivernages sur le littoral de Madagascar ou dans l'intérieur du fleuve du Sénégal , nous voyons nos êtres matériel et vital , aux prises avec le principe destructeur , s'épuiser peu à peu et assister chaque jour à leur démolition réciproque (1).

---

(1) Je déclare ici ne devoir la vie qu'au bon régime que je n'ai cessé de suivre malgré mes fièvres, malheur à ceux qui , sans nécessité absolue, s'astreignent à une diète sévère..... les manifestations toxiques et l'abstinence en viennent promptement à bout.

Dans les fièvres intermittentes, en dehors de l'accès et en l'absence de toute lésion organique, la diète est, à notre sens, quelque chose de déplorale.

En voici un exemple entre 1000.

Une dame habitant une charmante campagne, malheureusement sise au beau milieu d'une localité marécageuse, en recueillait tous les ans à deux époques différentes, les fruits vénéreux; ne vivant que de privations non seulement inutiles mais encore nuisibles, prescrites, moins par la médecine que par le médecin. fatiguée, languissante, amaigrie, la malade eût recours à nos conseils d'ami; ramenée peu à peu à son régime habituel, il y eût bientôt un heureux changement dans son état, en lui rendant l'usage journalier de son café, nous la rappelâmes, en quelque sorte, à la vie. Il y a cinq ans que, pour la première fois, nous lui

Relativement à la saturation quinique de l'économie, notre conviction est si profonde , qu'en temps d'épidemie d'intoxications palustres , nous n'hésiterions nullement à nous soumettre à l'usage quotidien du quinquina , dans le but d'en imprégner nos molécules organiques et de nous rendre ainsi réfractaire au poison dont nous con-

---

prescrivîmes le sulfate de quinine dans son café même; les résultats nous en parûrent si avantageux que depuis lors , quand l'occasion s'en est offerte , nous avons suivi les mêmes errements , bien convaincu que c'était un moyen de dissimuler l'amertume du sel de quinine et d'ajouter à sa puissance fébrifuge, *neutralisante*: peu chimiste d'ailleurs; nous ne nous doutions nullement alors, qu'il y eût décomposition, et formation d'un tannate insoluble; quoiqu'il en soit de cette décomposition, tout porte à croire que le nouveau sel trouve un dissolvant dans l'estomac , puisque les effets restent les mêmes sur l'organisme souillé d'intoxication palustre et notre professeur, M.Léonard de Toulon, disait dernièrement, à ce sujet dans une de ses excellentes et fructueuses leçons, qu'il en devait être ainsi, attendu, nous disait-il; « que l'acide tannique, comme tous les acides végétaux, peut se dédoubler dans l'acte digestif, ou bien encore, qu'en présence des fluides albumineux du tube digestif , il tende à se combiner à eux et à abandonner ainsi sa quinine aux acides libres du suc gastrique» , etc., etc.... tant sont vraies ces paroles du plus célèbre des chimistes de l'époque, Stalh, *chimiæ usus in medecinâ ferè nullus, !*

naissons les effets : Reste à savoir si le remède ne serait pas pire que le mal.

En attendant la sanction de l'expérience , voici ce que
dix mois de fièvres intermittentes (Madagascar , Sénégal , Brest) , nous ont appris ; tantôt pour conjurer
nos accès , tantôt pour prévenir des récidives infailli-
bles et insaisissables , nous nous sommes , littéralement,
nourri de sulfate de quinine , mais comme nous n'en
faisions pas un usa ge continu , nous ne reculâmes jamais
l'accès que de quelques jours ; 72 à 120 heures écoulées depuis la dernière prise , voyaient de nouvelles manifestations toxiques (rechûtes), qui n'auraient point eu
lieu , si la pensée nous fut venue d'user quotidienne-
ment du sel *neutralisant*. Les quantités énormes de
sulfate de quinine que nous avons prises , ne nous ont
jamais occasioné le moindre malaise ; que peuvent en
effet , sur nous , quelques centigrammes de ce sel , absorbé d'une manière ou d'une autre ! Nous croyons ,
pour notre part , qu'on s'est fortement mépris sur les
inconvénients , sur les accidents causés par le *soi-disant*
abus de cet héroïque médicament.

Comme on le voit , nous avons été à même d'observer
et de bien étudier les fièvres dites intermittentes à tous
les degrés; simples ou compliqués , toutes sortes de
nuances nous en ont passé sous les yeux , mais après le
type quarte , nous le redisons encore , nous n'avons pu
constater qu'irrégularité , c'était toujours un *à peu près* ,

et le passage des rémittentes aux continues et à l'hec-
tique est bien souvent un signe de détérioration organique particulière et bientôt générale, la plupart du temps
incurable ; aussi était-ce à la fin de l'hivernage, et au
commencement de la belle saison que nous vîmes périr,
presque tous nos malades? Les nécropsies que nous fîmes
à Tintingue ne découvrirent à nos yeux, que ce que nous
savions d'avance.

Nous avons vu qu'à Tintingue, sur sept officiers composant l'état-major de la *Zélée*, six tombèrent malades
le même jour et presque à la même heure ; nous étions
de ce nombre ; et comme pour donner nos soins à notre
équipage, à celui des autres bâtiments, voire même à quelques officiers de terre, nous fûmes le premier rétabli, sans
avoir, un seul jour abandonné notre service, bien que
plus vigoureusement atteint qu'aucun deux au début.

Pour donner un aperçu de nos fièvres, quelques faits,
retracés à grands traits termineront notre travail.

Sans sortir du carré des officiers, nous voyons M.
de Pay.... élève de première classe, passer ses longs paroxysmes à chanter, d'une voix sûre et sonore ; *file file*
pauvre marie etc., puis le lendemain, refaire son testa-
ment qu'il avait ébauché la veille.

Le commandant G.P...... faisait des dissertations aussi
longues que ses accès, sur la différence des gravité existant entre les fièvres *Missiessy* et *Rosamel* : il ordon-
nait au lieutenant M. R...... de faire charger la batterie

(16 caronnades de 12 ou 18), d'appareiller et de couler bas la Terpsichore (armée de 60 canons de 30)

M. de Parn..... enseigne de vaisseau se croyant dyscentérique et toujours à l'agonie, passait ses jours et ses nuits sur un vase où il dormait souvent.

M. Pro..... enseigne de vaisseau, comptait deux ou trois accès benins, lorsqu'il éprouva, faiblesse et tremblement dans les extrémités inférieures « début d'une lésion organique de la partie inférieure de la moëlle » son idée fixe, qu'il dissimulait sous le masque de la bravoure, était la frayeur incessante de devenir fou : en effet, la manie suicide s'empara bientôt de lui, il n'est point d'extravagance auxquelles ne soit livré ce malheureux ; la plus ennuyeuse et la plus pénible pour nous était la suivante : le malade étendu sur sa couchette, coiffé d'un large chapeau de paille sans fond, commandait jour et nuit, à toute voix comme dans la batterie d'un vaisseau de 80, la charge d'un canon pointé sur lui même ; au commandement *feu*, le malade rabattait son chapeau sur son visage, respirait à peine, entendait le sifflement du boulet ; voyant qu'il n'était point atteint, notre pauvre camarade relevait son chapeau, respirait largement, se reposait en souriant pour recommencer: M. Pro...... tenta de se couper la gorge avec deux rasoirs, puis il devint Roi de France ; après 4 jours de cette fatale royauté, une fièvre cérébrale l'enleva à notre amitié.

4

Nos propres paroxysmes quotidiens étaient précédés d'une loquacité joviale que rien ne pouvait tempérer, pas même notre ferme volonté. Cette sorte de délire cessait entièrement dès que le frisson pénétrait profondément notre être; peu ou point de délire dans le stade d'élaboration.

Notre convalescence fut traversée par un singulier phénomène qui dura huit jours, voulant émettre une idée à une autre personne, nous avions à peine commencé, que la mémoire nous manquait pour le reste de la phrase. Nos actions et nos écrits furent toujours lucides.

M. Perf..... nous raccontait dernièrement que, revenant de Galam, il y a un an environ, il fut subitement atteint d'un mutisme complet, au moment où il allait lever un vésicatoire qu'il avait appliqué le soir à un officier du vapeur; après huit ou neuf jours de pleurs incessantes, causés par le désespoir, le mutisme diparaissant tout-à-coup notre collègue parla avec autant de volubilité qu'avant cet accident que rien ne saurait expliquer........

Quittant le carré des officiers, pour faire une pénible excursion dans l'entrepont, nous remarquons une foule de scènes non moins bizarres, en voici quelques unes: sur 63 hommes qui l'habitaient, 50 furent touchés plus ou moins fortement dans leurs facultés intellectuelles; beaucoup, relativement, le furent en dehors de tout état fébrile.

Vers minuit, le nommé Touzé, après un ou deux accès de fièvre, si peu intense qu'il ne se présenta pas même à notre visite, fut pris d'un rêve affreux, l'impression en fut si profonde sur son imagination, qu'en s'éveillant, il ne vit plus autour de lui que des armes resplendissantes, menaçant ses jours : l'effroi continu est terrible. Touzé court, se débat, crie, vocifère, se cache et n'éprouve de répit qu'alors qu'il n'aperçoit personne, chose difficile à bord d'un bâtiment si petit ! Cet état dura un mois et demi avec des intermittences irrégulières, après quoi il ne fut plus question de rien. Des phénomènes analogues se passaient en même temps à l'hôpital de terre, un soldat du 16° léger, peu malade, rêvant qu'il était déshonoré, saisit son rasoir, s'enveloppa bien soigneusement sous sa couverture, comme pour cacher aux yeux de ses camarades, l'aspect d'un sanglant: suicide. Un instant après, le lit de ce malheureux ne contenait plus qu'un cadavre baigné dans son sang... Nous remarquâmes une incision oblique de haut en bas et d'arrière en avant, étendue depuis la peau jusqu'aux vertèbres cervicales gauches y compris le trachée artère.

Plusieurs matelots, entr'autres aberrations mentales, quittaient leur hamacs pendant la nuit et réclamaient impérieusement, au chef de quart, 12, 15, ou 24 coups de corde ou de fouet sur le dos ou sur les fesses, croyant bien fermement qu'un délit jugé, les avait fait condamner à ce châtiment. Consulté à ce sujet, par le maître: *frappez doucement, était notre réponse* ; puis ces malheureux allaient dormir paisiblement jusqu'au branle-bas ; plus de notions de ce qu'ils avaient dit ou fait pendant la nuit. Ces petites scènes se répétèrent fréquemment pendant l'hivernage. L'un, à coups de bayonnettes, faisait la guerre aux chats ; l'autre, paraissait se livrer à l'exercice salutaire de la chasse à bord, avec autant de plaisir que s'il eût poursuivi le chien marron dans la forêt voisine.

Enfin, nous n'en terminerions pas s'il nous fallait retracer toutes les nuances d'aliénations mentales qui faisaient de la *Zélée*, naguère encore si joyeuse et si coquette, une véritable maison de fous. Cet état de choses dura près de trois mois, heureusement il y eût toujours assez de convalescents pour soigner les plus malades.

Etait-ce rêve, cauchemar, hallucination ou délire persistants ? Etait-ce sonambulisme, état mélancolique, maniaque ou autre? Le fait est que les facultés mentales furent dérangées chez plusieurs parmi nous, et en l'absence de toute manifestation fébrile.

Liés à un état du corps et de l'esprit, ces troubles de l'intelligence disparurent complètement en mars et avril, fin de l'hivernage.

Le sulfate de quinine ne saurait être ici incriminé, d'ailleurs, bien autrement prodigué pour nous et par nous, dans le fleuve du Sénégal, dans des circonstances identiques, à peu près, nous n'avons rien observé de semblable. Attribuant ces phénomènes, plus encore à l'état moral que physique de notre équipage, nous arrivons à l'indication des faits qui servent de base à notre manière de voir.

Il y avait dix-huit mois que nous avions quitté la France, quand, au moment d'un retour assuré, la *Zélée* reçut l'ordre d'aller s'embosser à Tintingue, pour y hiverner et défendre notre malheureuse colonie; heureusement abandonnée en 1830. Nos ennemis les Hovas nous bloquaient de près; assez forts pour les attendre, nous étions trop faibles pour les aller chercher. Plus de vivres frais, ce qui nous fit servir plus d'une fois, pour rôti; des makis et des perroquets noirs, les premiers plus répugnants que mauvais; les seconds, détestables sous tous les rapports. Les manifestations toxiques s'embarquèrent tout d'un coup, apportant avec elles, l'ennui, la tristesse, les souffrances de tout genre; point de nouvelles, ni de Bourbon ni de France!... *La démoralisation mène au désespoir et celui-ci à la folie!...* Nous avons vu nos marins et nos soldats mortellement blessés au champ d'honneur, rassembler, par un dernier effort, toute leur vigueur défaillante, proférer un dernier cri, Vive la France! et le sourire sur les lèvres, rendre l'âme quelques minutes plutôt! Mais du moment que, sur la défensive et sous l'influence d'un climat léthifère, nos braves deviennent languissants, malades, alités, leur agonie morale précède de peu leur agonie physique.... Une alerte vraie ou fausse voyait jusqu'aux plus moribonds s'armer, se traîner, ramper même jusque sur la brèche; spectacle à la fois admirable et affligeant ! On sait ce qu'il en est advenu !...

Puissent la phisiologie et la philosophie médicales tirer, de cette première partie de notre mémoire, des conséquences utiles à la science et surtout aux malades confiés à nos soins dévoués.

J. FLEURY. D. M. M.

FIN DE LA PREMIÈRE PARTIE.

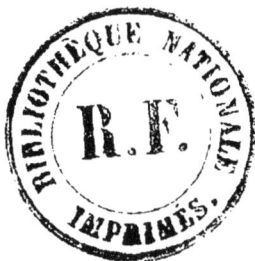

www.ingramcontent.com/pod-product-compliance
Lightning Source LLC
Chambersburg PA
CBHW071320200326

41520CB00013B/2837